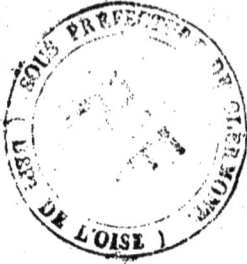

Ravel

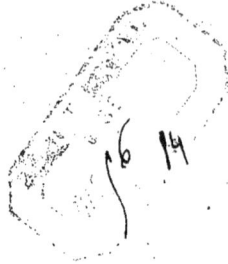

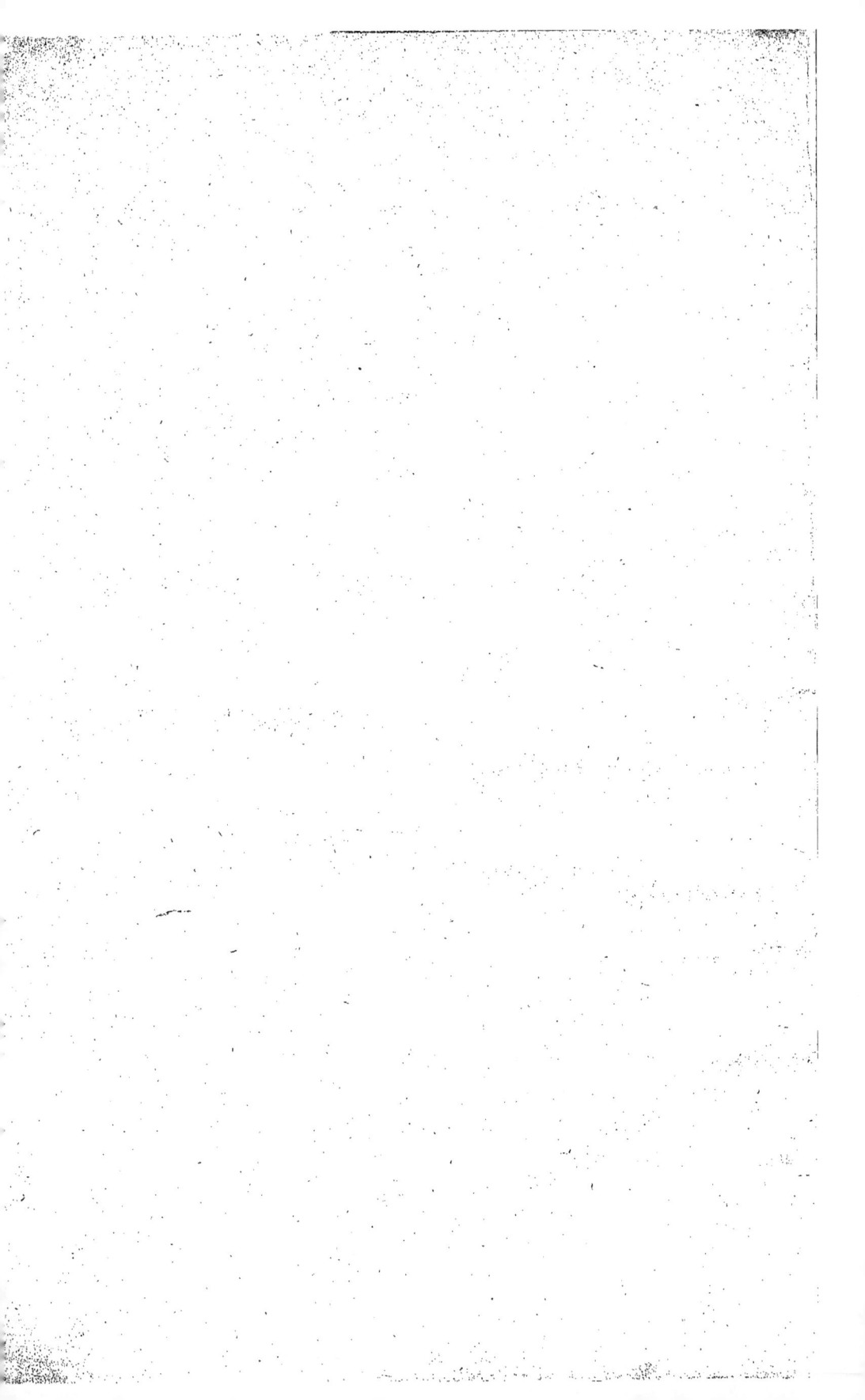

# PATHOLOGIE ANIMÉE

## PATHOLOGIA ANIMATA

## QUELQUES MOTS D'HISTORIQUE

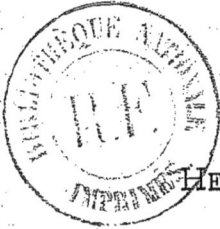

PAR LE D<sup>r</sup>

Henri-Charles-Antoine RAVEL

*Perditio tua, Israel. Oséc, c. XIII, v. 9.*

CLERMONT (OISE)

IMPRIMERIE DAIX FRÈRES

3, Place Saint-André, 3.

—

1884.

# PATHOLOGIE ANIMÉE

## PATHOLOGIA ANIMATA

## QUELQUES MOTS D'HISTORIQUE

« Ta perte *vient de toi*, — Israël. » Osée, c. XIII., v. 9.

---

*Table des auteurs.* Démocrite, Varron, Lucrèce, Colu-
melle, Palladius. — Hauptmann, Kircher, Borel, Lange,
Waldschmidt, Andry, Paullini, Lancisi, Allen, Deidier,
Hartsœker, Raiberti, Desault. — Médecins de l'Inde. Un
médecin anglais. — Linné, Morgagni, Crell, Luigi de Par-
me, Ploucquet, Raspail, Pasteur, Tyndall. — Frank,
Gintrac, Berne et Delore, Bouchut, Davaine, Valter. —
Jousset, J.-P. Tessier fils, Piedvache, Gabalda, Béchamp,
Peter, Robin, Onimus, Jousset de Bellesme, Bouchardat.

### I.

Démocrite, né à Abdère, l'an 469 avant Jésus-Christ,
mort à l'âge de 104 ans, selon Lucien, et de 90 ans, sui-

vant Diodore, « croyait que quelques-uns des Mondes qui sont hors de celui-ci, venant à périr, ou à se dissoudre, il tombait dans le nôtre des corps étrangers, qui étaient les causes des maladies *pestilentielles*, et de celles qui passent pour *inconnues* ou *nouvelles*. » Daniel Le Clerc, *Hist.* *de la M.* La Haye, Isaac van der Kloot, 1729, in-4°, p. 99.

Si je rapporte ce passage qui ne s'applique pas rigoureusement à mon sujet, c'est pour montrer que dès la haute antiquité on avait l'horreur de la *cause interne* des maladies. C'est toujours la lutte du matérialisme contre le spiritualisme. Rappellerai-je que Leucippe, qui vivait environ cinq cents ans avant J.-C., fut, avec son disciple Démocrite, le fondateur du système dans lequel le vide et les atomes étaient considérés comme principes de toutes choses. Epicure (341-470 avant J.-C.) fit reposer sa physique sur le système des atomes de Démocrite.

« La position qui est préférable à toute autre pour asseoir une métairie, est le pied d'une montagne couverte de bois, dans un lieu riche en pâturages, les bâtiments étant exposés aux vents les plus salubres du pays. Tournez-les vers le point où le soleil se lève au temps de l'équinoxe, parce que dans cette situation, qui est la meilleure, elle aura l'ombre en été, et le soleil en hiver. Si vous êtes forcé de bâtir près d'un fleuve, faites en sorte que la façade ne regarde pas son cours, car votre métairie serait très froide en hiver et malsaine en été. Même attention à prendre dans le voisinage des marais, non-seulement pour les mêmes causes, mais encore parce que, dans les temps de sécheresse, ces marais engendrent de petits animaux imperceptibles, qui pénètrent dans le corps par la bouche et les narines, avec l'air qu'on respire, et qui occasionnent des maladies fâcheuses. — Alors, dit Fundanius, si je viens à hériter d'un terrain de cette nature, qu'aurai-je à faire pour me mettre à l'abri de ces influences malignes? — J'en sais assez pour vous le dire, lui répondit Agrius; vendez-le à quelque prix que ce soit, et si vous ne trouvez pas à vous en défaire, ne l'habitez pas. — Il faut éviter, reprit Scrofa, d'élever une métairie dans un lieu exposé à la violence des vents; ne choisissez pas non plus une vallée profonde, mais plutôt un endroit élevé, parce que, dans cette position, le moindre vent suffit pour dissiper tout ce qui pourrait apparaître de nuisible. D'ailleurs, les lieux constamment vivifiés par le soleil sont les plus sains; car, s'il vient à s'élever des animalcules dans les environs, ou qu'ils y soient poussés d'ailleurs, le grand air ne tarde pas à les dissiper ou la sécheresse à les faire périr.» L'*Economie rurale* de Varron, traduction nouvelle par Xavier Rousselot. Paris, C.-L.-F. Panckoucke, 1843, in-8°, p. 61-63. L. I., c. 12. *Marcus Terentius Varro*, 116-27 avant Jésus-Christ.

« La terre contient un grand nombre de principes diversement configurés, dont les uns donnent la vie à l'homme, les autres lui causent des maladies et hâtent son trépas, et qui tous sont plus ou moins analogues aux divers animaux, plus ou moins propres à leur conservation, selon la différence de leur nature, de leur tissu et de leurs figures élémentaires. Il y en a dont l'introduction blesse le canal de l'ouïe, d'autres dont les exhalaisons piquantes et désagréables offensent l'organe de l'odorat, d'autres dont le contact est dangereux, la vue à craindre, la saveur désagréable. Enfin l'expérience nous montre combien d'objets produisent dans l'homme des sensations pénibles et douloureuses.

» D'abord, il y a des arbres dont l'ombre est chargée de

molécules si dangereuses, qu'on ne peut s'étendre sur le gazon au pied de ces arbres sans éprouver de violentes douleurs de tête. Sur la cime élevée de l'Hélicon se trouve encore un arbre dont la fleur tue l'homme par son odeur. Toutes ces productions naissent de la terre, parce qu'elle renferme dans son sein un grand nombre de semences combinées d'une infinité de matières diverses, dont la sécrétion nourrit chaque individu.

» L'odeur d'une lampe récemment éteinte affecte désagréablement les narines, assoupit l'homme, le renverse comme s'il était attaqué de l'épilepsie. L'odeur forte du castoréum produit le même effet sur la femme : celle-ci tombe sans connaissance et son ouvrage s'échappe de ses mains défaillantes, si elle a respiré cette odeur dans le temps où elle paye son tribut périodique. Il y a bien d'autres substances dont l'action relâche les membres et fait chanceler l'âme au fond de sa retraite. Enfin, si tu séjournes trop longtemps dans un bain chaud, ou si tu t'y plonges à la suite d'un repas trop abondant, il est à craindre que tu ne tombes sans connaissance au milieu des eaux ! Avec quelle facilité la vapeur active du charbon ne s'insinue-t-elle pas jusqu'au cerveau, si l'on ne prévient son effet en avalant auparavant une onde salutaire ! L'odeur du vin porte un coup mortel à celui dont les membres sont consumés par une fièvre ardente. Ne vois-tu pas encore naître au sein de la terre le soufre et le bitume, dont la vapeur est si pénétrante ? Enfin, quand le mineur déchire avec le fer les entrailles de la terre pour y suivre les veines de l'or et de l'argent, quelles vapeurs mortelles ne sent-on pas s'élever du fond de la mine et s'exhaler du séjour de ces riches métaux ! Quel visage hâve, quel teint plombé contractent les malheureux condamnés par

la loi à ces durs travaux ! Ne sais-tu pas combien ils pé-
rissent promptement, et combien est courte la durée de
leur vie ? Il faut donc que la terre se débarrasse de toutes
ces vapeurs en les répandant au dehors, dans les plaines
de l'air.

Ainsi ces lieux nommés Avernes ne sont mortels pour
les oiseaux que par de pareilles évaporations qui s'élèvent
du sein de la terre dans les airs et empoisonnent, pour
ainsi dire, une partie de l'atmosphère : à peine les oiseaux
sont-ils arrivés dans cette région infectée, tout-à-coup,
embarrassés dans les lacs de ce poison invisible, ils tom-
bent verticalement dans l'endroit où l'exhalaison dirige
leur chute, et quand ils y sont étendus, la même exhalaison, plus active pour lors, chasse de leurs membres tous
les restes de la vie. Car la première attaque n'excite en
eux qu'une espèce de convulsion ; mais, une fois plongés
à la source même du venin, ils y rendent les derniers
soupirs, suffoqués par l'abondance des exhalaisons qui
les environnent.» *Œuvres* de Lucrèce, avec la traduction
française de Lagrange, revue par Blanchet. Paris, Garnier
frères, gr. in-18, p. 343-46, l. VI, vers 769-828. *Titus Lu-
cretius Carus*, né quatre-vingt-quinze ans, mort cinquante-
cinq ans avant Jésus-Christ, professait la philosophie
athée, matérialiste et immorale d'Epicure.

» Une ferme ne doit pas être située près d'un marais.
Les marais développent pendant les chaleurs de l'été des
vapeurs nuisibles, et engendrent des insectes armés d'ai-
guillons et dont les essaims nombreux assaillent l'homme.
Les marais fourmillent encore de serpents et d'autres
reptiles qui, privés de l'humidité de l'hiver, sortent de
cette fange, mise en fermentation par les ardeurs du soleil. Tout cela occasionne souvent des maladies, dont les

causes sont tellement cachées que les médecins eux-mêmes ne peuvent pas toujours les découvrir.» Columelle, *De l'Agriculture* l. I, c. 5, traduction revue de Charles-François Saboureux de la Bonneterie, éd. J.-M.-N.-D. Nisard, Paris, Firmin Didot, 1877, gr. in-8°, p. 183. *Lucius Iunius Moderatus Columella* vivait dans le milieu du premier siècle de Jésus-Christ.

» Pour les marais, il faut absolument les éviter, à cause de l'air pestilentiel qu'on respire dans leur voisinage, et des animaux pernicieux qu'ils engendrent, surtout quand ces marais sont au midi ou au couchant, et que d'habitude ils restent à sec pendant l'été.» Palladius. *De l'Agriculture*, l. I, c. 7, p. 528. *Rutilius Taurus Emilianus Palladius* vivait au deuxième ou au quatrième siècle de Jésus-Christ.

Auguste Hauptmann « attribua le premier (1650) toutes les maladies à des vers, et mit en vogue ce qu'on appela depuis la *pathologie animée*. Il regardait la mort comme un être réel, qu'on peut rencontrer sur la langue des moribonds sous la forme d'un petit ver.» *Biographie médicale*, 1822, V. 100 : conf. Albert de Haller, *Meth. st. m.* 1751, II, 608.

Le Père Athanase Kircher, de la compagnie de Jésus, prétendit, en 1658, que la cause de la peste était animée, et la plaça dans certains insectes. Haller, *M. s. m.* II, 609.

La cinquantième observation de la troisième centurie des *Histoires et Observations médico-physiques* de Pierre Borel (de Castres), obs. qui occupe les pages 236-37 de l'édition publiée à Francfort et à Leipzig en 1676 (la première édition est de 1653) a-t-elle trait à mon sujet ?

Chrétien Langé (1619-1662), étant lié d'une étroite amitié avec Hauptmann, adopta les opinions singulières de ce dernier, qui faisait dépendre toutes les maladies de la présence d'animalcules. On doit à Lange une édition du *Scrutinium de Peste* de Kircher, à laquelle il joignit une préface. *Biogr. m.*, V. 510.

Guillaume-Ulrich Waldschmidt, en l'année 1697, écrivit sur la pathologie animée et sur les maladies qui naissent des vers.

Dans son traité *De la Génération des Vers* (1700), Nicolas Andry soutient qu'il y a autant de vers que de parties dans le corps de l'homme, et de maladies auxquelles nous sommes sujets. [Andry] attribue la production de ces animaux au développement d'œufs introduits par la respiration, les aliments ou le tact. Cette opinion, qui n'avait que le mérite de la bizarrerie, puisqu'elle n'était rien moins que nouvelle, fit pleuvoir un déluge de critiques et de sarcasmes sur Andry. Le mordant Vallisnieri la combattit avec les armes redoutables de l'ironie, qu'il savait manier avec tant d'adresse et de succès. [Philippe Hecquet] ne le ménagea pas davantage, et [François-Joseph] Hunauld, dans une satire amère qu'il publia du système d'Andry, donna à ce dernier, par une allusion dérisoire à cette ridicule doctrine, l'épithète plaisante *d'homo vermiculosus*. [Louis] Lemery l'attaqua d'une manière plus modérée dans le *Journal de Trévoux*. [Lemery] fut le seul à qui Nicolas Andry répondit. *Biogr. m.*, 1820, I, 254.

Chrétien-François Paullini reproduisit, en 1703, les erreurs d'Auguste Hauptmann, fit provenir des vers les maladies aiguës et la mort elle-même dont il fait un être et qu'il considère comme une substance vermineuse. Haller, *M. s. m.* II. 66.

A Rome, en 1717, Jean-Marie-Lancisi publia son traité *De noxiis paludum effluviis*. « *Pestem ab insectis virulentis esse, febres pestilentes a noxiis paludum effluviis esse adeo et animata et inanimata maligna paludum effluvia.* » Haller, *M. s. m.* II. 623. « On trouve exposés dans ce bel ouvrage (de l'archiâtre pontifical) les inconvéniens qui résultent des effluves des marais. Les insectes et le rouissage du chanvre et du lin contribuent puissamment à corrompre les eaux. » René-Nicolas Dufriche, baron Desgenettes, *Biogr. m.*, V. 504.

Jean Allen (*Synopsis*. Venise, 1762, p. 191, art. 1537 : la première édition a paru en 1719) cite, à propos de la gangrène, Hauptmann et le Père Kircher.

Antoine Deidier (1723) prétend que la maladie vénérienne est causée par la présence de petits insectes qui, des personnes infectées, se répandent sur celles qui sont saines, et dont la piqûre produit tous les accidents. En se nourrissant des parties du corps, ces insectes deviennent la cause de la perte de substance qu'on remarque après les chancres vénériens. Cette bizarre opinion n'avait même pas le mérite de la nouveauté. Antoine-Jacques-Louis Jourdan, *Biogr. m.* 1821, III, 410.

Nicolas Hartsoeker (1730) attribuait à des insectes nuisibles la peste. Haller. *M. s. m.* II. 655.

A Rome, en 1732, Jean-Honoré Raiberti publiait une dissertation médicale sur la maladie vénérienne. « *A vermiculis oriri malum, in semine virulento viventibus.* Haller, *M. s. m.* II. 656 ; comp. Girtanner. III. 389.

Pierre Desault, médecin à Bordeaux, « étendit l'usage des frictions mercurielles au traitement des obstructions, des ulcères et de la teigne, par suite de son absurde hypothèse sur l'origine de la syphilis, qu'il attribuait aux vers, aussi bien que la rage [1733].» *Biogr. m.*, III, 431; conf. Deidier et Raiberti.

D'après les médecins de l'Inde, toutes nos maladies viennent des vers; et qu'emploient-ils pour les tuer? « De l'eau de chaux.» *Le Vieux-Neuf* par Edouard Fournier, 2ᵉ éd., 1877, II, 126, en note.

Les insectes, suivant un médecin anglais, étaient la cause de nos maladies; il les classait en insectes migraïniques, apoplectiques, etc. Il les combattait à armes égales ; il avait en réserve toute une armée d'insectes salutaires qu'il lâchait à propos contre les autres.» François-Marie Arouet de Voltaire cité par Edouard Fournier, *Le Vieux-Neuf*, II, 126 : comp. O. Delafond et H. Bourguignon, *Psore ou Gale*. Paris, impr. impér., 1862, 4, p. 89-90.

Suivant Charles de Linné (1757), « les maladies exanthématiques proviennent d'une cause externe, désignée sous le nom de *contagion*, et qui ne consiste que dans des animalcules invisibles. Linné attribue à cette cause même la dysenterie.» Alexandre-Louis Marquis, *Biogr. m.*, 1824, VI, 65. Conf. Richard Pulteney (1782 et 1789).

Ce que dit Jean-Baptiste Morgagni (vers 1760), à propos des vers dans la rage, appartient-il à la question dont j'esquisse l'histoire? Comp. J. Amédée Doléris, *N. Dict. de M. et de C. prat. ill.*, 1881, XXX, 446-52.

En 1768, Crell a fait la critique du contage vivant. Ce médecin a blâmé l'hypothèse de Marc Antoine, de Plenciz (1762), en ce qu'elle conduirait à l'abus des anthelmintiques. J. Frank, Gintrac.

Pezzoni, autrefois médecin de l'ambassade russe à Constantinople, écrivait ainsi à Joseph Frank (1771-1844) : Le père Luigi de Pavie prétend avoir observé, à l'aide de la loupe, de très petits insectes, ou vers, sur le corps des pestiférés dont le mal était arrivé à son plus haut degré. Le Père ajoute que ces insectes occupaient principalement le cou de ces malades, où il les avait vus s'agiter d'une manière sensible, et il assure les avoir ordinairement rencontrés sur des individus atteints de la peste la plus violente.» *Path.*, par Joseph Frank. I, 315, note 68.

Guillaume-Godefroy de Ploucquet, en 1813, a publié une dissertation sur la vie des contages, et, en 1814, dans sa *Literatura* (V. 161-62), a, sous la rubrique *Pathologia animata* cité Varron, Columelle, Palladius, Hauptmann, Kircher, Chr. Lange, Waldschmid, Franc. Paullini, Lancisi, C. (1726), Linné, Godefroy-Guillaume, Schilling (1778) et Reimar (1794).

Dans l'*Histoire naturelle de la santé et de la maladie* (1843), François-Vincent Raspail développa un système particulier de médication aux végétaux, aux animaux et à l'homme, médication mauvaise.

J'arrive enfin à Louis Pasteur dont le système des microbes (1878) est bien connu.

Le nom de Louis Pasteur me rappelle celui de John Tyndall (1878).

## II

Je vais citer quelques auteurs qui ont étudié historiquement la pathologie animée :

L'hypothèse « qui fait dépendre la contagion d'animalcules vivants qui infectent le sang, est extrêmement remarquable [!] et mérite des recherches, soit à cause de son ancienneté (Vitruve dans le premier siècle avant Jésus-Christ), soit à cause des écrivains qui l'ont soutenue

(Kircher, Fabr. Paulinus, Antoine Vallisnieri).» Joseph Frank, *Path.*, I, 315, note 68.

«Kircher, Cogrossi, Vallisnieri, Rivinus pensaient que des vers ou des insectes servaient a cette communication pathologique [des virus]. Desault, de Bordeaux, émit la pensée que des vers servaient à la transmission de ces maladies. Linné, Plenciz attribuèrent toutes les affections contagieuses a la présence d'insectes imperceptibles ; opinion que Bordeu était bien loin de trouver étrange et que la découverte du ciron de la gale est venue longtemps après raviver et appuyer.

«Hameau de la Teste (1847), prenant ce ciron comme type, admet pour toutes les autres transmissions contagieuses des agents analogues. Distinguant les virus en visibles et invisibles, il suppose que ces derniers sont formés par des insectes ailés, voltigeant d'un individu à un autre. Ces êtres une fois introduits dans les organes et après y être demeurés en un repos plus ou moins long (incubation), sont censés se réveiller tout-à-coup et se multiplier à l'infini ; d'où les phénomènes morbides qui se développent et une nouvelle émission d'insectes de même espèce reproduisant sur d'autres individus des symptômes absolument semblables.» *Path.* par Elie Gintrac, 1853, I, 348-49.

«Il est toute une classe de maladies dont l'étude et la thérapeutique ont réalisé de bien grands progrès depuis quelques années. Ce sont les maladies cutanées causées et entretenues par des parasites végétaux ; la teigne faveuse, l'herpès tonsurant, la mentagre, l'herpès circinné, le pityriasis versicolor. » Schenloein (1842), Gruby (1843-1845), Charles Robin, Antoine-Pierre-Ernest Bazin, Malmstein, Malherbe et Letenneur (1852), Baerensprung

(1856), Davaine, Henri Bouley, Anne-Jean-Marie Depaul sont cités. *Influence de la Physiologie moderne sur la Médecine pratique*, par A. Berne et X. Delore. Paris, Victor Masson et fils, 1864, 8°, p. 436-443.

Dans son *Histoire de la Médecine* (1873, II, 398-401), Eugène Bouchut traite du Parasitisme et nomme Linné, François-Louis Valleix, Galés (1817), Bazin, Berg (de Stockholm), Gruby, Kuchenmeister, R. Owen, Davaine, Coze et Feltz, Salisbury, Swayne, Brittau, Budd (1849) et Ordonez. A la fin de la quatrième édition de ses *Nouveaux Eléments de Pathologie générale* (1882), Bouchut met en relief les phénomènes qu'on peut rattacher au parasitisme végétal ou animal, macroscopique ou microscopique, résume et commente les travaux de Davaine, de Klebs, de Pasteur, de Toussaint, de Pacini, de Miquel, etc. *Bullet. m. des N. Publ.* de J.-B. Baillière et fils, octobre 1883, p. 5.

Casimir Davaine a rapidement esquissé l'historique de la pathologie animée, a cité Jean-Baptiste Bianchi (1749), Pierre-Jean Faber (1627), P. Lana, S.-P. Bocconi (1684), Barthélemi Corte (1720), Le Bègue (de Besançon, 1721), Jean-Baptiste Goiffon (1721), Nicolas Andry, P. Sangulus (1722), A. C. D. (1706-1727), Wedel, Daniel Le Clerc (1715), Bassi (1850) et a judicieusement fait les remarques suivantes :

« On ne peut admettre que les maladies épidémiques et contagieuses soient causées et se propagent par des animalcules. On n'a jamais signalé la présence de ces animalcules dans le sang des malades, autrement que par des assertions vagues et inacceptables ; les observateurs sérieux qui les ont recherchés ne les ont point trouvés, ainsi Vassalli et Buniva n'en trouvèrent point dans le sang des bœufs atteints d'une maladie contagieuse. J. B. Chaussat (1850) en a vainement cherché dans le sang d'un grand nombre d'individus atteints de fièvres continues ou intermittentes, de fièvres éruptives, d'inflammations, de cancer, etc.; enfin chez un grand nombre de malades atteints de syphilis à différents degrés et sous différentes formes.

« D'un autre côté, beaucoup d'animaux nous présentent dans leur sang des hématozoaires de diverses espèces, dont le nombre est quelquefois prodigieux ; chaque gouttelette de liquide en contient plusieurs, et cependant ces animaux jouissent généralement d'une santé parfaite ; il n'est donc pas probable que des vermicules puissent avoir les mauvais effets qu'on leur suppose.» *Traité des Entozoaires et des Maladies vermineuses de l'homme et des animaux domestiques,* 2ᵉ éd. Paris, J.-B. Baillière et fils, 1877, 8°, p. 859.

« Quant à la théorie des microbes, c'est-à-dire à l'idée d'attribuer les maladies contagieuses à des germes flottants dans l'air, il paraît qu'elle ne date pas d'hier ; elle a pour premier inventeur un jésuite allemand, le Père P. Kirchoff, qui vivait au dix-huitième siècle.» Jehan Valter, *Le Figaro,* XXIXᵉ an., jeudi 27 septembre 1883, p. 2, col. 6. Paris, Cassigneul, in-fol. Jusqu'à preuve du contraire, j'estime que le journaliste a voulu désigner le Père Athanase Kircher, S. J., né le 2 mai 1602 à Geyssen près de Fulde, mort à Rome le 28 novembre 1680. Kircher, l'un des hommes les plus érudits du dix-septième siècle, manquait de critique.

## III.

*L'Art médical, journal de Médecine générale et de Médecine pratique, fondé par Jean-Paul Tessier* a, par la plume des docteurs Pierre Jousset, Jean-Paul Tessier fils, Henri-Auguste Piedvache et Adrien Gabalda, victorieusement réfuté le système de Louis Pasteur. (Année 1879; avril, p. 300-12; octobre, p. 312-19; — A. 1880 : janvier p. 55-62; septembre, p. 213-23; novembre, p. 395-97; — A. 1881; avril, p. 227-314; mai, p. 379-90; juillet, p. 51-64; août, p. 116-44; septembre, p. 184-90; octobre, p. 289-95; novembre, p. 380-89; décembre, p. 443-49; — A. 1882 : avril p. 320; mai, p. 352-82; juillet, p. 19-22; août, p. 130-36 et 154-60; octobre, p. 241-52; novembre, p. 385-93; décembre, p. 430-48; — A. 1883; juin, p. 441-44 et 452-59; juillet, p. 5-8; août, p. 151-54); t. LVII, p. 294-98, 386-94.

J.-A. Béchamps, Charles-Félix-Michel Peter, Charles-Philippe Robin, Ernest-Nicolas-Joseph Onimus, Jousset de Bellesme, Apollinaire Bouchardat ont battu en brèche les erreurs de Louis Pasteur. *Le Bulletin mensuel des nouvelles publications* de J.-B. Baillière et fils (octobre 1883, p. 3-4) contient une double analyse d'un récent ouvrage intitulé : *Les Microzymas dans leurs rapports avec l'hétérogénie, l'histogénie, la physiologie et la pathologie. Examen de la panspermie atmosphérique, continue ou discontinue, morbifère ou non morbifère*, par J.-A. Béchamp, professeur à la Faculté catholique de Médecine de Lille.

## IV.

Conférez Pierre-Adolphe Piorry, *Méd. prat.*, 1848, VII, 636, § 11354 : — A. Lacassagne, *De la Putridité morbide et de la Septicémie, histoire des théories anciennes et modernes.* Montpellier, C. Coulet, 1882, 8°, 139 p.; — Paul-Joseph Lorain, *N. Dict. de M. et de C. pr. ill.*, 1870, XIII, 554-55 ; — H. Rey, *N. Dict. de M. et de C. pr., ill.*, 1875, XXI, 634, 656-58 ; —Louis Figuier, *L'Année scientifique et industrielle.* Tables des vingt premiers volumes, 1857-1877. Paris, Hachette, 1877, p. 255-283 ; — *Traité des Mal. infectieuses*, par W. Griesinger, trad. par Gustave-Ch.-A. Lemattre, 2ᵉ éd. annotée par E. Vallin. Paris, J.-B. B. et f., 1877, 8°, p. VI, 11-12 ; — Joannes Chatin, *N. Dict. de M. et de C. pr. ill.*, 1878, XXVI, 147-68 ; — Alphonse Guérin, *N. Dict. de M. et de C. pr., ill.*, septembre 1882, XXXIII, 132.

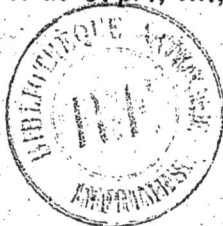

## ADDITIONS.

---

\* *L'Exode* c. VIII. versets 14-31 ; comp. Glaire, *Les Livres Saints vengés*, II. 6-20.

\*Job, c. VII. v. 5.

\*Psaume, XXI. v. 7. comp. le P. G. F. Bertier, \**Les Psaumes traduits en français avec des notes et des réflexions*, t. II. Paris, Mérigot, 1785, 12, p. 11-13. Voyez d'ailleurs Hugues de Saint-Cher, \**Sacrorum Bibliorum Vulgatæ editionis Concordantiæ*. Lyon, J. B. de Ville, 1677, 4, aux mots *Vermis*, *Vermiculus*.

Vitruve, \**De l'Architecture*. L. I. c. 4 (« Quand on veut bâtir une ville, la première chose qu'il faut faire est de choisir un lieu sain... Il ne doit pas être dans le voisinage des marécages ; car il y aurait à craindre qu'un lieu, où le vent du matin pousserait les vapeurs que le soleil en se levant aurait attirées de l'haleine infecte et vénéneuse des animaux qui s'engendrent dans les marécages, ne fût malsain et pestilentiel..... Le mélange [des eaux de marais] avec celles de la mer empêchera de naître les animaux ordinaires des marais ; et les animaux qui, de ces endroits plus élevés que la mer, gagneront en nageant le plus prochain rivage, périront bientôt dans ces eaux salées, où ils ne sont pas faits pour vivre. ») Ce passage m'a été transmis par M. George Maurin, ancien magistrat.

\**Histoire naturelle* de Pline, avec la traduction en français par Max.-P.-E. Littré, t. II. Paris, J. J. Dubochet, Le Chevalier, 1850, 8, p. 353. Livre XXXI, c. 21 (au-

trefois 3). (« Quant à l'eau de citerne, les médecins avouent
qu'elle ne vaut rien, et qu'elle cause des engorgements
dans le ventre et au cou ; ils conviennent encore qu'il
n'y en a pas où l'on trouve plus de bourbe et plus d'insectes dégoûtants. »)

*Pausanias *ou Voyage historique de la Grèce*, traduit en
français avec des Remarques par l'abbé Gedoyn. Paris,
Nyon, 1731. 4, t. II, p. 71. — L. VII, ch. 2. Voyage de
l'Achaïe. (« Pour Myunthe, ses habitans ont été obligez de
l'abandonner par l'accident que je vais dire. Il y avoit dans
le voisinage de cette ville un petit golfe ; le Méandre qui
passe auprès, à force d'élargir son lit, et de se répandre
jetta tant de limon dans ce golfe, que l'eau ne communi-
quant plus avec la mer et venant à croupir forma un marais dont les exhalaisons engendrèrent une si grande
quantité de cousins et de moucherons qu'il fallut déserter.
Les gens du pays se retirèrent à Milet, emportant avec eux
tous leurs effets et jusqu'aux statues de leurs dieux. Aussi
n'ai-je rien vû de beau à Myunte, qu'au temple de Bacchus
qui est de marbre blanc. La même chose arriva aux
Atarnites qui sont au-dessous de Pergame. » Cit. : *Glaire,
Livres saints vengés*. I. 276.

Saint Jacques, évêque de Nisibe (+ 350), dans Moréri,
*Dict.* IV, 227, lignes 16-24, d'après Theodoret, Alexandre
Philostorge ; comp. Godescard qui cite Théophane, Zo-
zime, Zonare, Charles Le Beau.

Avicenne, dans Ettmuller, N. Andry.

Avenzoar, dans N. Andry et dans Haller, *Methodus
studii medici*, 1751, II, 582.

Albert le Grand, *De quibusdam Affectibus causatis a
quibusdam animalibus*. Leyde, 1566.? Cité par Ploucquet,

*Lit V. 139 ; comp. *Histoire de la Zoologie* par Victor Carus, 184.

*Peste* par L. Joubert, trad. par Guillaume des Innocens. Impr. par Jean Lertout, 1581, 8, c. 4, p. 22.

Marcel Donati, en 1586, dans Haller, *M. S. m.* II, 582.

Jérôme Mercuriali (1530-1606), dans Haller, *M. s. m.* II, 593.

Baptiste Codronchi, dans Haller, *M. s. m.* II, 582.

Auguste Hauptmann dans Haller, *Bibl. Med. p.* III, 18.

Athanase Kircher dans Haller, *Bibl. Med.* II. 673.

Chrétien Lange, dans Haller, *Bibl. Med. pr.* II, 607.

Etienne Rodrigue de Castro, dans Haller, *M. s. m.* II, 602.

Septime-André Fabricius (en 1665), dans Haller, *M. s. m.* II, 612.

David Abercromby, en 1684 ou 1685, dans Jean-Jacques Manget, *Bibl. scr. m.* I, 2. Joseph-Barthélemi-François Carrère, *Bibl. litt. de la Méd.* II, 7. (A combattu le sentiment de ceux qui avaient recours aux vers pour établir la cause de la vérole).

Jean-Louis Hannemann (+ 1724), a, d'après J.-D. Reuss (*Rep.* X, 344), écrit, en 1686, sur la pathologie animée.

Michel Ettmuller (+ 1683), *Op.* 1695. I. 500. *De Rabie* (Salmuth cité).

François Redi, 1626-1697, dans *Biogr. m.* VI, 557-58.

Hyacinthe Cestoni, 1637-1718, dans Haller, *M. s. m.* II, 618.

Jean-Cosme Bonomo, dans Haller, *M. s. m.* II, 614 ; comp. *Biogr. m.* II, 376 et III, 211.

George-Wolffgang Wedel, *Pathologia medica dogma-*

*tica.* Jenae, sumptibus Johannis Bielkii, typis Krebsianis, 1692, 4. sect. 2, c. 5, §6. alinéas 1-4, p. 240-43 (contre).

Nicolas Hartsoeker, en 1699, dans N. Andry, *Vers.* II, 717.

Louis Lemery, en 1703, dans Haller, *M. s. m.* II, 635; conf. N. Andry, *Vers.* II, 649-710.

Chrétien-François Paullini, en 1703, dans Manget, *Bibl. scr. m.* III, 473-74.

Jean-Conrad Barchusen, *Historia Medicinœ.* Amsterdam, 1710, 8. Dialogue XIX, p. 574-80 (sur N. Andry).

Jean-Marie Lancisi, *De noxiis paludum effluviis corumque remediis libri duo.* Coloniae Allobrogum, sumptibus Cramer et Perachon, 1718, 4, *l.* I, c. 9-21, p. 29-65.

En 1720 parut une brochure anonyme intitulée : *Système d'un médecin anglais sur la cause de toutes les sortes de maladies, avec les surprenantes configurations de diverses espèces de petits insectes qu'on voit par le moyen d'un bon microscope dans le sang et dans les urines des différents malades, et même de tous ceux qui doivent le devenir.* Ce précurseur de Raspail eut au moins le mérite de ne pas faire servir ses théories à l'exploitation lucrative de la crédulité populaire. Il se contenta de donner ses rêveries en pâture à ses contemporains, qui mirent en avant plusieurs moyens pour détruire ces *miasmes animaux* et proposèrent même de *les chasser et des les épouvanter à coups de canon en temps d'epidémie.*» Victor Bridou, *Le Correspondant,* 10 janvier 1884. (Note communiquée par Antoine-Luc-Pierre Ravel.)

Antrechau ou d'Antrechau dans K. Sprengel, *Hist. de la M.* V. 584. (Est-ce d'Antrechau, ou bien son traducteur allemand, A. baron de Knigge ou plutôt J.-A.-H. Reimarus qui a joint une préface à l'écrit d'Antrechau ?)

Le Bègue (de Besançon), en 1721, dans Haller, *M. s. m.* II, 649, et Carrère, *Bibl.* I, 401.

Richard Bradley, en 1721, dans Haller, Carrère, Eloy, Dezeimeris.

Goiffon (de Lyon), en 1721, dans Haller, M. *s. m.* II, 648.

Joseph Volpini, en 1721 ou 1726, dans Haller, *M. s. m.* II, 649, et *Biogr. m.* 1825. VII, 453.

Michel-Erasme Waneschius, en 1722, dans Haller, *M. s. m.* II, 649 (contre).

Antoine Deidier, dans Manget, *Bibl. scr. m.* II. 164 : Jean Astruc, *Hist. F. M. Montpellier*, 287. (« Comme il [A. D.] voyait des vers partout, il a prétendu que le principe volatil et spiritueux des végétaux ne dépend que de leur assemblage, Mathe, son Sous-Démonstrateur en Chymie, n'était point apparemment de ce sentiment, lorsqu'il dit en sa présence, dans une leçon publique, qu'il était utile de presser le feu sur la fin de la distillation des esprits, sans devoir être retenu par la crainte de brûler la cervelle aux vermisseaux. Ce discours échauffa la bile du Docteur, il s'emporta jusqu'à se donner du ridicule, et jetta son bonnet à la tête de son Démonstrateur. » Eloy, *Dict. h.* 1778, II, 16-17. — Il est regrettable que la perruque d'A. Deidier n'ait pas suivi le bonnet, le tableau eût été digne du système).

Auguste-Quirinus Rivinus (1652-1723), dans Haller, *Bibl. M. p.* III, 316.

Antoine Vallisniéri, en 1727, dans Haller, *M. s. m.* II, 635.

Michel Alberti, *Lex. real.* 1731. II, 809.

Frédéric Hoffmann, *Med. rational.* Ven. 1730. II, 227 et trad. franç. IV. 309.

Théophile Stolle, *Hist. de la Méd.* Iéna, 1731. 4, p. 533-36.

Jean Astruc, *\*Trait. d. Mal. Ven.* l. II, c. 2, 3ᵉ é. 12, II. 30-37. (Le R. P. Saguens, minime, et un charlatan nommé Boile (1726) cités.

Hermann Boerhaave (1668-1738), dans James, *Dict. un. de M.*, 1746. I, 798 (la fumée des semences d'alkekenge reçue par la bouche, fait sortir les vers qui peuvent être enfermés dans une dent creuse).

Wilhelm-André Kelner, *Syn. Obs. Eph. Ac. Nat. Cur.* Nur. 1739, p. 924.

Giovanno Batista Moreali, en 1739, dans Haller, *M. s. m.* II, 661.

Nicolas Andry. (Je l'ai cité d'après un biographe. Ayant pu consulter l'ouvrage d'Andry, et spécialement la *troisième édition, considérablement augmentée et formant un ouvrage nouveau* (Paris, 1741), j'ai constaté qu'il y avait lieu à rapporter les propres paroles d'Andry, qui n'est point un partisan exclusif de la pathologie animée.

« Plusieurs Auteurs attribuent aux vers la cause des fièvres malignes. Kircher et Hauptman prétendent qu'elles ne viennent presque jamais que de là, Forestus rapporte un grand nombre d'exemples de fièvres malignes et vermineuses, dont il dit avoir été témoin ; et dans les journaux de Thomas Bartholin, il est parlé d'une peste qui régna à Vienne, en Autriche, de laquelle les Médecins ne reconnurent d'autre cause que les Vers.

« Quelques Auteurs vont plus loin, et prétendent que toutes les fièvres malignes, toutes les pestes, sans exception, sont les effets des Vers.

« Peut-être ces maladies sont-elles là plupart accompagnées de Vers, mais, comme le remarque Thomas Bartholin, il ne s'ensuit pas pour cela qu'elles soient l'effet des Vers. D'autres vont encore plus loin, et veulent que la rage même soit causée par les Vers.

Andry pose cette question : *Si la Peste est causée par les Vers ?*, réfute Le Begue (de Besançon), Goiffon (de Lyon) qui avaient soutenu l'affirmative, et dit nettement : « Enfin, c'est un système qui n'est appuyé sur rien, que celui de l'origine de la Peste par les Vers ; et ce n'est pas sans fondement qu'un Auteur, *pour plaisanter*, a dit là-dessus :

> Ce sont les Vers qui font la peste ;
> Et sans ces redoutables Vers,
> Croyons Goiffon qui nous l'atteste,
> Rien ne mourrait dans l'Univers.
> Sans doute il faut qu'en cette pomme,
> Que certain Serpent, beau parleur,
> Fit avaler au premier Homme,
> Un Ver fût caché par malheur.
> Oui, c'est de là, je m'en assure,
> Que par un triste coup du sort,
> S'est introduit dans la nature,
> Le subtil poison de la mort.

Andry se demandant ensuite *Si la rage a pour cause les Vers ?* combat et réfute Pierre Desault (de Bordeaux) (Éloy, *Dict.*, II, 26). *De la Génération des Vers dans le corps de l'homme.* I, 341-62 : conf. II, 645. — Andry fait observer que « c'est une fable que ces vers, qu'on dit s'envoler avec la fumée de la graine de jusquiame. — p. 655. Andry combat le sentiment de ceux qui croient que les maladies vénériennes viennent des vers : p. 696-97, quelques pleurésies sont vermineuses ; Gabucinus, Quercetan, Andry lui-même [ajoutez-y Lebrecht-Frédéric-Benjamin Lentin (1760)] cités.)

Georg. Vaghi, en 1741, dans Haller, *M. s. m.* II, 663.
Antoine Ferchault de Réaumur, en 1742.

Jean Sénac ou François Chicoyneau, *Traité des causes, des accidens, et de la cure de la Peste, avec un recueil d'observations, et un détail circonstancié des précautions qu'on a prises pour subvenir aux besoins des peuples affligés de cette maladie, pour la prévenir dans les lieux qui en sont menacés. Fait et imprimé par ordre du Roy.* Paris, Pierre-Jean Mariette, 1744, 4, p. 57, 66-67 (contre).

Jean-Théophile Botticher, en 1747, dans Haller, *M. s. m.* II, 644 (contre).

Jean-Hartman Degner ou Degener, De *Dysent.* Trajecti ad Rhenum, 1754, 8. p. 47,70, note in, 213, 320 (Valk, en 1745, cité).

Dominique Raymond (de Cavaillon), *Traité des Maladies qu'il est dangereux de guérir.* Avignon, F. B. Merande, 1757, 12. I. 247-50 et II. 372-78 : *N<sup>elle</sup> éd. (3<sup>e</sup>) par Charles-François-Simon Giraudy (de Vaison). Paris, Brunot-Labbe, 1816, 8. p. 149-51, 403-406 (Dom Augustin Cahnet, bénédictin, combattu).

Jérôme-David Gaub (en 1758), *Path.* trad. du latin par P. Sue. § 499. Paris, Théophile Barrois, 1783, 8. p. 306.

Gérard van Swieten, *In. L. Boerhaave Aph.* § 1408, t. V. Paris, Cavelier, 1773, 4, p. 159-61. (V. S. cite Guillaume Fabrice, de Hilden, expose et critique le système de la pathologie animée).

Théophile de Borden (en 1775) *Œuvr.* II. 1012-1013. *Analyse médicinale du sang* § 104. (On ne peut, en parlant des allures des miasmes morbifiques, s'empêcher de rappeler que les médecins avaient tellement senti à quel point ces miasmes approchent de l'état vivant, qu'ils en avaient fait des animaux qui viennent par essains s'emparer des corps : ainsi les dartres et la vérole ont été considérées comme des familles d'insectes qui viennent se nicher dans les parties, s'y nourrir et s'y reproduire »).

— Au sujet des animalcules, des insectes dans les dartres, Ploucquet cite Joddral (1790) et Grenville (XIXᵉ siècle).

Bernard Romans? en 1776, cité par Ploucquet, *Lit.* I, 20.

Samoïlowitz, *Peste*, Paris, Leclerc, 1783, 8, p. XIV-XV (contre).

Richard Pulteney, *Revue générale des écrits de Linné.* Paris, Buisson, 1789, 8, t. I, p. 360, (de S. André, cité) ; t. II. 6-8, 197 (Sigler, Lusitanus, Porcellus, Bartholin, Rolander, Broussonet, Pulteney cités).

Godefroy-Guillaume Schilling, *De Leprâ commentationes.* Leyde, 1778, 8, p. 9, § 9, cité par Ploucquet.

François-Emmenuel Fédéré, *Traité de 'Méd. lég. et d'Hygiène publique,* 1813. V. 289 § 1121. ( « Dans le commencement du siècle dernier, la contagion fut regardée par quelques auteurs comme portée dans le vague des airs par différents insectes, lesquels se nichaient dans les meubles, hardes, etc., et propageaient l'infection : voyez le *Journal des savants*, depuis 1720 jusqu'à 1730 ») : comp. les pages 156, 168, 193, § 1106, 1107, 1108.

Desbrest (au XVIIIᵉ s.) cité par Loiseleur-Deslonchamps et Marquis, *Dictionaire d. Sc. m.* 1818, XXVI. 564-65 et par F.-V. Mérat et A.-J. de Lens, *Dict. un.* III. 570 (contre).

Jean-Ernest Wichmann, en 1791, dans K. Sprengel, *Hist. de la M.* VI. 193: *Dictionaire d. Sc. m.* 1816, XVII. 252 (Stenzel (1723), cité: *Biogr. m.* VII. 499.

Christophe Girtanner, *Vener. Krankh.* 1793. III, 377 (bibliographie).

Jean-Albert-Henri Reimarus, en 1794, dans Sprengel, *Hist. Méd.* VI, 298.

L'abbé J.-P. Papon, *\*Peste.* Paris, 1800, 8. I, 29, 33, 124.

Ploucquet cite, à propos de la fièvre jaune (*Lit.* II, 96 ; III, 262), Benjamin Rush (1794), Kevaudren (Pierre-François) Keraudren probablement, 1769-1858], T.-B. ou J.-E. Le Blond (1805) ; — à l'occasion de la peste (III, 338, 340 : V. 166) Jean Wolf (1537-1600), Isbrand de Diernerbroeck (1664), de Monconÿs (1677), Paul-Silvio Boccone, religieux de l'Ordre de Citeaux (1681), Bourdelot (1613-1686), Jérôme-Jean Pestalozzi (1705), Jean de Muralto (1721), Pierre-André Latreille (1795). — En outre, Ploucquet indique les *Eph. Nat. Cur.* et les *Act. Erud. Lips.* (1734).

Julien Joseph Virey, *\*Dictionaire Sc. m.* 1812, II. 161.

François Fournier de Pescay et Louis-Jacques Bégin, *\*Dict. Sc. m.* 1818. XXX, 553-54.

J.-Camille Gorcy, *\*Rech. hist. et prat.[1] sur l'hydrophobie.* Paris Vᵉ Huzard, 1821, in-8° p. 315, 357, 382-83, 390 (Alzaharavius, Nic.-Nicolus, Gentilis de Fulg., Mathiole, Th. à Veiga, Valeriola, Grevinus, Schulze, P. Desault (pour), Jean-Pierre Frank (contre) cités. Gorcy combat le système de la pathologie animée).

Jean-Baptiste Monfalcon, *\*Hist. m. d. Marais et Traité des F. interm. causées par les émanations des Eaux stagnantes.* 2ᵉ é. Paris, Béchet jeune, août 1826, 8, p. 23-24, 50-51. (M. cite Grognier, vétérinaire, et autres qui croient aux animalcules des marais et ajoute qu'aucun fait n'établit cette hypothèse. Ce Grognier est sans doute L.-F. ou P.-L. Grognier dont il est parlé dans A.-C.-P. Callisen (*Lex*, VII. 434 : XXVIII. 285).

Joseph Frank, en 1827, *\*Prax.* III, 144, et trad. franç. I, 308, note 17.

Jean-Antoine-François Ozanam, *Hist. d. Mal. Epid.* 1835. I, 26, 32 (Noah Webster, Alessandri cités).

Achille-Pierre Requin, *Path.* 1843, I. 180, 181 § 96 (contre).

Etienne Pariset, *Causes de la Peste.* Paris, J.B. B., 1846, p. 98.

Ch. de Vauréal, *Essai sur l'histoire des Ferments — De leur rapprochement avec les miasmes et les virus.* Paris, Adrien Delahaye, 1864, 4, 194 p.

L. Desnos, *N. Dict. de M. et de C. pr. ill.* 1867. VII, 453 (contre).

F. de Ranse, *Du rôle des Microzoaires et des Microphytes dans la genèse, l'évolution et la propagation des maladies.* Paris, Asselin, 1869. 8, p. 3-8, 120-21 (Historique concis, méritant d'être lu. — Dans la genèse, l'évolution et la propagation des maladies, le rôle des microzoaires et des microphytes, au lieu d'être capital, essentiel, est secondaire, accessoire : on ne saurait considérer comme de nature parasitaire les maladies d'origine effluvique, miasmatique ou virulente.» p. 124.)

Mariano Semmola, *Méd. vieille et M. nouv.*, trad. de L. Girerd. Paris, 1881, 8, p. 51-61 (contre).

E. Bouchut, *N. El. de Path. gén.* 4ᵉ é. Paris, 1882, p. 845-940.

H. d'Ardenne, *les Microbes, les Miasmes et les Septicémies, étude des doctrines panspermistes au point de vue de la pathologie générale et de la clinique.* Paris, 1882, 18, 378 p. (Un exemple de la logique de l'auteur: « On a vu quelquefois survenir spontanément tous les symptômes de l'infection purulente chez certaines personnes surmenées par des fatigues successives ou débilitées par les privations. Cette pyohémie [lisez diathèse purulente] spontanée, qui présente une analogie si complète, au point de vue symptomatique, avec la pyohémie chirurgicale, ne peut que reconnaître la même cause génératrice. Où la théorie des germes pèche par sa base, où il est certain qu'une observation rigoureuse doit faire découvrir dans les humeurs de ces malades le même agent actif que dans la pyohémie ordinaire.» p. 281-282) !

E. Duclaux, *Ferments et Maladies*. Paris, G. Masson, 1882. 8, 284 p.

*Bulletin mensuel des nouvelles publications de J.-B. Baillière et fils*, février 1884, p. 16 (Analyse de la brochure de H. Kruger (de Nîmes), intitulée : *Pasteurisme, Isopathie et Homœopathie*).

Victor Bridou, Les Parasites de l'homme. *Le Correspondant*, 10 janvier 1884, p. 15, 16, 17.

Piedvache, *L'Art méd*. Décembre 1883, p. 461-70, janvier 1884, p. 61-69.

P.-M.-Félix Frédault, Microbes et Microzymas. *L'Art méd*. mars 1884, p. 161-185. («Si nous ne devons pas savoir exactement ce que sont la bactéride et le vibrion, je préfère de beaucoup l'ignorance à la microbie et à la microzymie. Le sage n'abandonne point des vérités acquises et confirmées pour des nouveautés qui excitent sa curiosité sans satisfaire sa raison ; et il sait que dans les sciences, c'est un danger que de se donner à des questions comme celles de la quadrature du cercle ou du mouvement perpétuel, ou toute autre semblable, parce qu'on se détourne des principes pour se perdre dans des futilités ou des chimères. Restons avec le sage.»)

Marc Jousset, le Microbe du Choléra. *L'Art méd*. mars 1884, p. 205-14.

Piedvache, Hahnemann ancêtre de M. Pasteur et de

M. Duboué (de Pau). *L'art méd.* avril 1884, p. 270-275.

Pierre Jousset, M. Pasteur et la rage, *l'Art méd.* juin 1884, p. 413-416.

Piedvache, *l'Art méd.* juin 1884, p. 467-473. (Chauveau et Arloing, Domingos, Freire, Rochard analysés).

*Conclusion* : L'erreur étiologique est dans ce vers de Lucrèce.

*Morbida vis quæcumque extrinsecus insinuatur*

Les maladies nous viennent du dehors, L. VI. vers 954.

« Lucrèce ne fait ici que développer les idées d'Epicure sur les causes des épidémies. Ce philosophe les attribuait toutes à la présence de miasmes dans l'atmosphère : il expliquait ainsi la propagation du mal à un grand nombre d'individus.» Emile Mauriac, *Mal. épidém. de l'Antiquité*, 33. Je remarque avec Pierre Jousset (*Path. et Thér. gén.*, 233) que le mot de miasme est un mot impropre servant à désigner la cause inconnue des endémies.

La vérité étiologique se trouve dans ces paroles d'Osée, ch. treizième, verset neuvième: « *Perditio tua, Israël : ta perte vient de toi, Israël.* »

Ce passage, qui est ici pris dans le sens accomodatice a été heureusement cité par Degner (*De Dys.* c. 2, § 34, p. 86-87 ; ) « *Propior itaque causa nobis quærenda erit, ex qua origo mali... derivanda sit, ea vero non extra nos, sed in nobis ipsis invenietur.*

« *Non inepte, etiam physico sensu, cum Propheta Osea cap. III [XIII] enunciare possumus : Malum tuum, homo, intus et in Te seu a Te est... In nobis nascitur morbus.* »

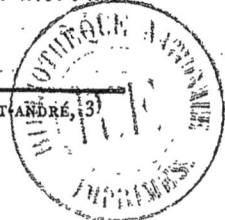

110

www.ingramcontent.com/pod-product-compliance
Lightning Source LLC
Chambersburg PA
CBHW060444210326
41520CB00015B/3835